新冠病毒感染防治百问百答

国家卫生健康委员会宣传司　组织编写

中华预防医学会
中国健康教育中心　编　著

人民卫生出版社
·北京·

前　言

　　近三年来，我国始终坚持人民至上、生命至上，有效处置了百余起新冠肺炎聚集性疫情，有效应对了五波全球疫情的冲击，发病率和死亡人数保持在全球较低水平。随着新冠病毒奥密克戎变异株致病性的减弱、疫苗接种的普及、防控经验的积累、公众健康素养不断提升，我国疫情防控面临新形势。在新形势下，我们仍需保持防控意识，面对新冠病毒感染，做自身健康的第一责任人，密切关注政府及相关专业部门发布的官方防控信息，遵守相应的防疫规定，保持平和的心态，不焦虑，不传谣，科学抗疫。

　　为了更好地保障公众身心健康，使其了解新冠病毒感染的相关知识，做好个人和家庭科学防治，在国家卫生健康委员会宣传司指导下，中华预防医学会与中国健康教育中心组织了 30 余位不同领域的专家学者，以问答的形式围绕新冠病毒感染的科学认知、日常防护、居家防治、科学就医、预防接种、中医防治等方面，编写了《新冠病毒感染防治百问百答》，旨在宣传有关新冠病毒感染正确的、权威的、专业的防治知识，帮助公众做到科学认识、理性应对、正确防护、维护健康。

　　由于新冠病毒感染防治仍然处于不断的深入研究之中，本书参考的指南及相关政策等均截止到图书付梓之前，且由于编写时间仓促，如有不当之处，请予指正。

中华预防医学会
中国健康教育中心
2022 年 12 月

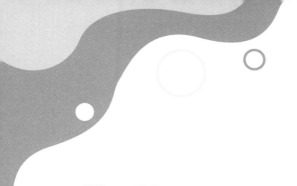

目 录

一、科学认知篇

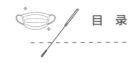

目录

二、日常防护篇

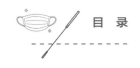

三、居家防治篇

四、科学就医篇

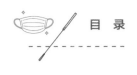
五、预防接种篇

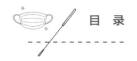

六、中医防治篇

一、科学认知篇

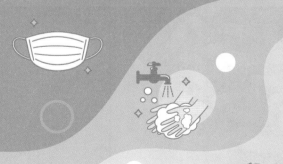

1. 新冠病毒有哪些特点

新型冠状病毒(简称"新冠病毒")是 2019 年年底新发现的一种冠状病毒。人群对新冠病毒普遍易感。目前,新冠病毒奥密克戎变异株已成为全球的优势流行株。与原始毒株或其他毒株相比,奥密克戎变异株感染剂量更低,感染的平均潜伏期缩短,多为 2~4 天;该变异株传播能力更强,传播速度更快,具有更强的免疫逃逸能力,但毒力(导致严重疾病和死亡的能力)减弱。现有疫苗对预防该变异株所致的重症和死亡仍然有效。

新冠病毒对紫外线和热敏感,75% 乙醇、含氯消毒剂和过氧乙酸等消毒剂均可有效杀灭病毒。

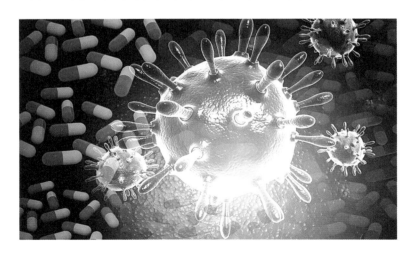

2. 可感染人类的常见冠状病毒有哪几种

目前常见可感染人类的冠状病毒有 7 种,其中有 4 种引起人类普通感冒,还有 3 种感染以后对人类健康造成较大影响,如引起"非典"的冠状病毒、中东呼吸综合征冠状病毒和新冠病毒。尤其是新冠病毒的传播能力强,控制难度大,在全球广泛传播,对人类生命健康和社会经济造成巨大影响。

新冠病毒自发现后,经历了多次变异。截至 2022 年 12 月,流行比较广泛的毒株包括:阿尔法(Alpha)、贝塔(Beta)、伽马(Gamma)、德尔塔(Delta)和奥密克戎(Omicron)。目前奥密克戎株已成为主要流行株。现有证据显示,奥密克戎株传播力强于德尔塔株,但毒力明显减弱。

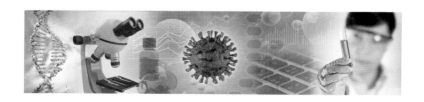

3. 为什么新冠病毒易发生变异

　　新冠病毒是一种 RNA 病毒,这类病毒的基因保守性较差,在不断复制和传播的过程中,很容易发生基因突变,从而使病毒的一些重要特征发生改变。新冠病毒具有极强的传播能力和进化适应能力。新冠病毒会在今后的持续传播中不断发生变异。

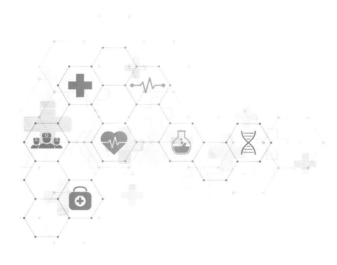

4. 新冠病毒变异会朝着传染性越变越强、毒力越变越弱的方向发展吗

新冠病毒变异在持续发生,有些变异改变了病毒的生物学特征,影响其传染性、毒力、免疫逃逸能力等。

病毒毒力减弱后,感染者往往症状较轻或无症状,但具有传染性,可通过参加社会活动,接触到更多的人,造成更多人感染。当病毒毒力变强时,感染者病情重,往往通过隔离、治疗等措施,使其在社会上造成传播的机会降低。目前,虽然观察到新冠病毒多次变异,出现了传染性增强、毒力减弱的现象,但还不能将这些现象简单地归纳为病毒变异的规律。病毒变异具有不确定性,无法预测,需要进一步监测和研究。

5. 感染新冠病毒后都会发病吗

目前新冠病毒奥密克戎变异株感染者以轻症和无症状多见。有临床症状者主要表现为发热、咽干、咽痛、鼻塞、流涕等上呼吸道感染症状。轻症患者可表现为发热、轻微乏力、嗅觉及味觉障碍等,多无肺炎表现。部分人群特别是高龄老年人和严重慢性病患者,感染新冠病毒后出现重症肺炎等严重临床表现的风险较高。

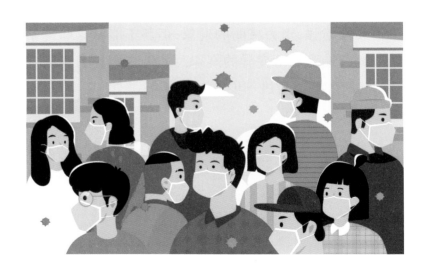

6. 新冠病毒在人群中的传播是由哪些因素决定的

新冠病毒在人群中的传播速度,受到病毒传染性、人群易感性、人群流动性、人群密度、接触方式、环境状况等多种因素影响。一般来说,潜伏期短,人群无免疫力或低免疫力时,人群流动性大或流动速度快时,人群密度高、无任何防护措施、环境通风不好时,病毒传播速度快。

衡量传播能力的指标通常用基本传播系数,即在不采取控制措施且人群普遍易感的情况下,平均一个感染者可以传染的人数。在实际情况下,平均每个新冠病毒感染者能传播多少人,受到上述多种因素的影响。新冠病毒从原始株变异发展到奥密克戎株,传染性不断增强,目前流行的奥密克戎株传染性最强,相当于德尔塔株的3~4 倍。

在某些特殊场景下也可出现超级传播现象,即一个感染者直接传染的人数远高于基本传播系数,比如大型聚餐聚会、通风较差的娱乐场所等。

7. 其他呼吸道传染病主要在冬春季流行,为何新冠病毒流行几乎不分季节

很多呼吸道传染病是由病毒引起的,常常发生在天气寒冷的冬春季。病毒有喜冷怕热的特点。气温低时,病毒在环境中存活的时间更长。再加上冬季寒冷,人们聚集室内,通风不好,更易造成呼吸道传染病传播流行。

新冠病毒是一种新出现的、仍在不断进化适应的人类呼吸道传播病毒,目前,尚未形成明显的周期性或季节性流行特征。新冠病毒虽然在冬季更易流行,但在炎热的夏季也能出现较大的流行峰,特别是新的变异株出现时。

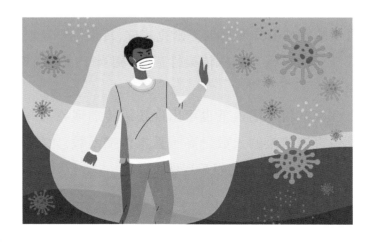

8. 新冠病毒感染者的传染期有多长

新冠病毒感染者的传染期,主要是在潜伏期末以及发病的一周之内。在发病开始的一周内,患者的排毒量相对较大,因此,传染性也比较强。有咳嗽、打喷嚏症状的患者更容易将病毒传染给别人。

无症状感染者也具有传染性,但传染能力较弱,传染期也稍短。

9. 新冠病毒感染者康复后若出现 "复阳",还有传染性吗

部分痊愈康复的新冠病毒感染者在核酸检测阴性后,短期内又出现核酸检测阳性,这种现象称为"复阳"。

"复阳"现象比较少见,新冠病毒感染者"复阳"后,病毒核酸载量低,传染性极低,造成进一步传播的可能性很低。

10. 新冠病毒的传播方式有哪些

　　新冠病毒的主要传播途径为呼吸道飞沫传播（飞沫近距离直接喷溅）、接触传播（如握手、触摸门把手等被病毒污染的共用物品）、气溶胶传播（呼吸道分泌物的微小颗粒在空气中悬浮、弥散，人体吸入后或经口、鼻、眼黏膜造成感染）。

　　新冠病毒感染者的呼吸道分泌物中含有新冠病毒，感染者咳嗽、打喷嚏或说话时，会产生含有新冠病毒的呼吸道飞沫直接喷溅到别人的口、眼、鼻等黏膜上造成传染。

　　感染者呼吸道分泌物也可经手污染物品表面，别人的手接触到被污染的物品表面，没有及时清洗干净，又触摸自己口、眼、鼻等部位，导致新冠病毒通过间接接触而造成感染。

　　感染者呼吸道分泌物中细小雾粒形成的气溶胶，被其他人吸入可造成感染。这种情形在相对密闭的环境中更易发生。

11. 新冠病毒感染者传染性大小是否与症状轻重有关

新冠病毒感染者的传染性与呼吸道中病毒载量有关，特别是与咳嗽、喷嚏等有利于病毒排出的呼吸道症状密切相关。咳嗽频繁、持续时间长的感染者，传染性强。需要注意的是，轻微症状和无症状者都具有传染性。因此，新冠病毒感染者戴口罩特别重要，可以显著降低传染性。

12. 新冠病毒感染者痊愈后，还会再次感染吗

新冠病毒感染者康复后，短期内再次感染的可能性比较小。

随着时间的延长，新冠病毒感染者再感染的风险会升高。这与新冠病毒感染后所诱导的保护性抗体衰减、病毒变异等有关。

13. 感染新冠病毒后有哪些症状，大概会持续多长时间

多数人感染新冠病毒后，发病后 1~2 天症状较轻，可能感到轻微咽干咽痛、身体乏力。第 2~3 天可开始出现发热症状并达到症状高峰，部分感染者可高热至 39℃左右，浑身酸疼乏力，咽痛加剧，或伴有味觉和嗅觉的减退或消失。第 4 天左右体温开始逐步下降，很多感染者从这一天开始体温降至正常，不再发热，但仍然有咽痛咽痒，部分人开始流涕、咳嗽。在后续的第 5~7 天，体温基本降到正常，由于前期病毒导致的呼吸道黏膜破坏，人体通过流涕、咳嗽排出坏死的细胞，因此，仍可存在鼻塞、流涕、咳嗽症状。1 周左右所有的症状开始明显好转，多数感染者核酸转阴。

完成新冠病毒疫苗全程免疫和加强免疫的人群，感染新冠病毒后病程更短、病情更轻。此外，感染新冠病毒的年轻人病程短、病情轻；部分老年人，尤其是有基础疾病的高龄老年人，病程较为复杂。

14. 如何区分新冠病毒感染、流感和普通感冒

　　新冠病毒感染是由新冠病毒引起的急性呼吸道传染病,具有高传染性的传播特性。潜伏期短,在潜伏期即有传染性,感染者以轻症和无症状居多,多无肺炎表现。新冠病毒感染后主要症状包括发热、干咳、乏力、嗅觉味觉减退、鼻塞、流涕、咽痛、结膜炎、肌痛和腹泻等。新冠病毒感染者多数预后良好,可居家休息调整,做好健康监测和对症处理。

　　流感是由流感病毒引起的急性呼吸道感染。流感病毒容易变异,传染性强,传播迅速,其中甲型流感极易引发大范围流行。流感发病季节性强,每年呈季节性流行,平均潜伏期 2~4 天。流感一般起病急,多伴急性高热(体温可达 39~40℃)、畏寒、寒战、乏力、咽痛、咳嗽、肌痛、眼结膜充血、食欲减退等不适,全身症状重。除了对症处理,流感早期出现症状后,应尽快使用抗流感病毒药物进行治疗,可缩短流感病程、控制病情,减少流感的传播扩散。流感呈自限性,可自愈。

普通感冒俗称伤风,是主要由鼻病毒、腺病毒、呼吸道合胞病毒等多种病毒引起的常见呼吸道感染性疾病,鼻病毒引起的感冒最常见,传染性也比较强。全年皆可发病,发病季节性不明显,症状表现相对较轻,一般不发热或仅低热(<38℃),以打喷嚏、鼻塞、流涕症状为主。普通感冒症状较轻,一般无须用药,一周左右便能自愈康复。

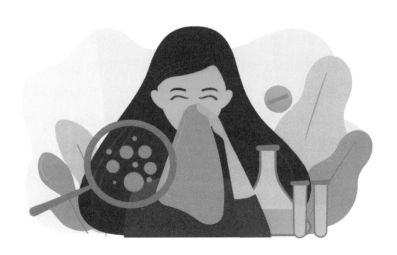

15. 如何知道自己是否感染了新冠病毒

三种主要方法可以判断是否感染了新冠病毒。

一是采集鼻拭子、咽拭子、痰液等标本进行病毒核酸检测,检测标本中病毒的基因(RNA 片段)是新冠病毒感染的确诊依据,结果准确性高,但需要将标本送到专业的实验室进行操作,获取结果时间较长。

二是新冠病毒抗原检测,检测标本中病毒的蛋白,操作简单,可以自行采样、自行检测和判读结果,出结果快。抗原检测阳性提示有可能感染新冠病毒。

三是根据临床症状和流行病学接触史判断是否感染了新冠病毒。

16. 哪些人群需要进行新冠病毒抗原检测

(1)自己或家人出现发热、咳嗽、乏力、咽痛等症状时,可以自行进行抗原检测或到基层医疗机构进行抗原检测;

(2)其他有抗原检测需求的人群。

17. 新冠病毒抗原检测试剂如何使用

目前市售的抗原检测试剂都有使用说明书,居民可按照说明书进行操作。

(1)抗原自测前准备:①洗手;②阅读抗原检测试剂说明书,了解自测流程及注意事项;③检查试剂的保质期及完整性;④环境温度在 14~30℃,避免潮湿,抗原检测卡拆除包装后置于平坦、清洁处。

(2)标本采集:14 岁以上者可自行进行鼻拭子采样。先用卫生纸擤去鼻涕,小心拆开鼻拭子外包装,避免手部接触拭子头。随后头部微仰,一手执拭子尾部贴一侧鼻孔进入,沿下鼻道的底部向后缓缓深入 1~1.5cm 后贴鼻腔旋转至少 4 圈(停留时间不少于 15 秒),随后使用同一拭子对另一侧鼻腔重复相同操作。2~14 岁自检者应由其他成人代为采样。

(3)抗原检测:①根据试剂说明书,将采集标本后的鼻拭子立即置于采样管中,拭子头应在保存液中旋转混匀至少 30 秒,同时用手隔着采样管外壁挤压拭子头至少 5 次,确保样本充分洗脱于采样管中。②用手隔着采样管外壁将拭子头液体挤干后,将拭子弃去。采样

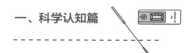

管盖上盖后,将液体垂直滴入检测卡样本孔中。③根据
试剂说明书,等待一定时间后进行结果判读。

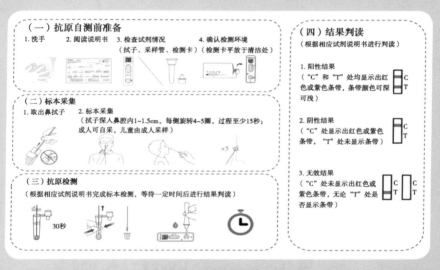

抗原自测流程示意图
（具体参照特定试剂说明书）

18. 抗原检测多长时间出结果,如何判读检测结果

根据抗原检测试剂说明书,一般等待 5~10 分钟,即可进行结果判读。

(1)阳性结果:"C"和"T"处均显示出红色或紫色条带,"T"处条带颜色可深可浅,均为阳性结果。

(2)阴性结果:"C"处显示出红色或紫色条带,"T"处未显示条带。

(3)无效结果:"C"处未显示出红色或紫色条带,无论"T"处是否显示条带,结果无效,须重新进行检测。

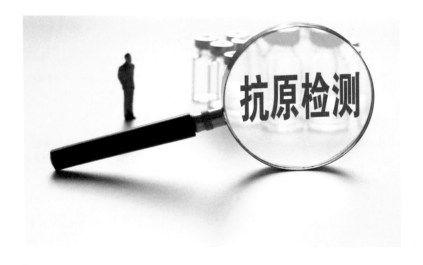

19. 儿童感染新冠病毒后,什么情况下需要去医院

最简单的一个判断指征就是看孩子的精神状态。如果孩子精神状态好,一般不需要特殊处理。如果出现以下情况,应及时就医:发热超过 3 天,精神状态差、总想睡觉;即使体温下降,精神状态也不好;总是烦躁哭闹,无法安抚;频繁咳嗽,影响日常生活和睡眠;频繁呕吐,食欲下降,小婴儿甚至出现拒奶;呼吸增快,甚至呼吸困难,婴幼儿出现呻吟、喘憋;尿量减少;出现意识障碍、抽搐等。

特别提醒:3 月龄以下婴儿,只要出现发热,就应该及时就医。

20. 儿童从几岁开始可以接种新冠病毒疫苗

目前,国家建议 3 岁及以上儿童,应尽早完成新冠病毒疫苗基础免疫;尚未出台针对 3 岁以下儿童的接种建议。

21. 家中需要给孩子备药吗

有孩子的家庭,可以常备一些应对儿童急症的药物,如退热药。对于6月龄以上的孩子,家中可以备布洛芬或对乙酰氨基酚,任选一种即可。对于6月龄以下、2月龄以上的孩子,可备对乙酰氨基酚。2月龄以下的孩子一般不服用退热药,出现发热后应及时就医。使用退热药时,不要同时(或交替)服用两种退热药,以免造成孩子的脏器损害,应严格按照说明书规定的适用年龄、剂量、时间间隔等规范用药,不能仅凭经验或"儿童酌减"。

咳嗽是人体的保护性反射,有利于排出呼吸道分泌物,因此,建议家长不要自行给孩子服用中枢性镇咳药。如果孩子轻微咳嗽,可不予处理,观察病情即可;如果阵咳有痰,可适当服用祛痰止咳药物或采用雾化治疗等,最好在医生指导下服用药物;如果伴有鼻塞等症状,可采取冲洗鼻子、增加室内空气湿度等方法缓解症状,提高呼吸道舒适度。如果要给孩子服用感冒药,尤其是复方感冒药,一定要了解药物成分是否与同时使用的其他药物成分重合,以免过量使用对孩子造成损害。

家中还可以备一些适合孩子年龄的中成药,缓解孩子发热、咳嗽症状,但一般服用 1 种即可,不应同时服用 2 种及以上的中成药。

孩子的脏器功能发育不完善,用药应规范谨慎,遵医嘱,认真阅读说明书。目前大部分医院都开通了互联网诊疗,可通过线上咨询,获取专业人士的指导,避免自行服药造成孩子病情延误等情况。

家长应做好药物的存放,如果收纳不当,可能增加孩子误服的风险,也有发生用药错误造成损害的风险。

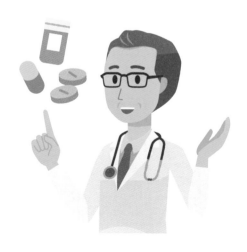

22. 老年人感染新冠病毒后出现哪些症状需要就医

当老年人出现以下症状时,需要警惕病情恶化,及时就医:①剧烈咳嗽、口唇发绀、呼吸费力、胸闷憋气;②精神状态变差,甚至嗜睡;③体温大于 39℃或者服用退热药物治疗仍高热不退;④血糖、血压不稳定;⑤血氧饱和度小于 93%。

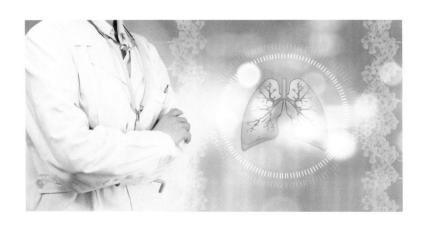

23. 有慢性基础疾病的老年人感染新冠病毒后需要注意什么

（1）坚持用药：感染新冠病毒后应注意坚持用药，不要随意停用长期服用的慢性病治疗药物，以保证基础病病情稳定。慢性阻塞性肺疾病患者感染新冠病毒后呼吸道症状可能加重，应规范使用气管舒张剂，不得随意停药。

（2）健康监测：高血压患者、糖尿病患者应注意监测血压、血糖，避免出现血压、血糖剧烈波动。如果对血压、血糖控制不好，在新冠病毒感染期间更要加强测量和控制，并及时与医生沟通。

（3）生活调理：注意保证生活起居规律，平衡膳食，以高蛋白、清淡、低脂、少油食物为主，增加新鲜蔬菜、水果的摄入。

（4）心态平稳：新冠病毒感染一般持续1周左右症状可逐渐缓解，应避免过分焦虑紧张，尽量保持良好情绪。

24. 老年人感染新冠病毒后出现紧急情况如何急救

老年人由于抵抗力差,且多合并慢性基础疾病,感染新冠病毒后容易出现重症病例,因此,当老年人感染新冠病毒后出现剧烈咳嗽、痰多不易咳出、呼吸困难、意识丧失等情况时,应及时就医。同时,家属或陪护人员可以采取以下措施紧急处理:①剧烈咳嗽、痰多不易咳出:可通过叩背排痰的方式缓解,即手指屈曲,手背隆起呈空心状,由下至上、由两侧向中间,有节奏、均匀地叩击背部,使气管内附着的痰液脱落、容易排出。②呼吸困难:出现呼吸困难的老年人须立即停止活动,半卧位休息,并保持开窗通风,以使空气流通、增加含氧量。等待急救时,可使用家用制氧机进行吸氧支持。③昏迷:如果老年人出现神志淡漠应立即送医。若出现意识丧失需令患者头高脚低呈 45°卧床并且头偏向一侧,避免舌弓后坠导致气道阻塞以及进一步误吸呛咳。若患者意识丧失并伴有心跳、呼吸停止,需即刻进行心肺复苏。

25. 高血压、糖尿病、冠心病等基础疾病患者感染新冠病毒后如何应对

高血压、糖尿病、冠心病、慢性阻塞性肺疾病等基础疾病患者,感染新冠病毒后发生重症的风险更大,更应当及时接种新冠病毒疫苗。一旦感染,应密切监测身体状况,如出现呼吸困难或气促、持续发热超过 3 天、原有基础疾病明显加重且不能控制等情况,应及时就诊。糖尿病患者易产生对新冠病毒感染的焦虑,这给血糖控制和总体健康状态带来不利影响,应注意消除和舒缓焦虑。慢性阻塞性肺疾病患者多有吸烟史,应注意戒烟,避免感染加重。

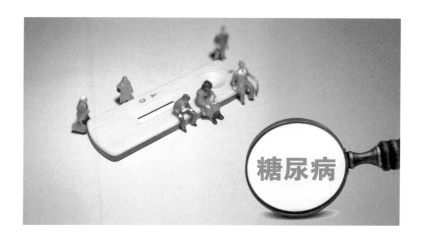

26. 孕妇感染新冠病毒后会影响胎儿吗

目前的证据不支持新冠病毒可引起母胎垂直传播，孕妇感染新冠病毒后，如果出现持续高热不退引起肺炎、缺氧等表现，可能会对胎儿造成一定的影响。

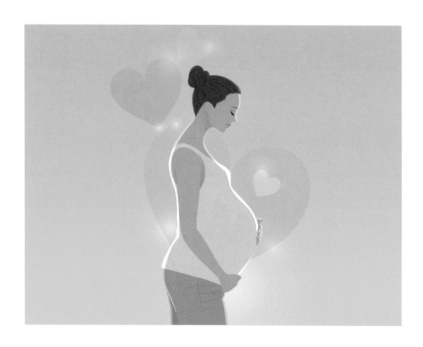

27. 产妇感染新冠病毒后还能母乳喂养吗

目前的证据不支持新冠病毒可通过母乳传播,但可经飞沫、手和乳房接触传播。研究显示,孕产妇感染新冠病毒或接种新冠病毒疫苗后较长一段时间,母乳中新冠病毒特异性抗体呈高水平,提示母乳喂养对新生儿有保护作用。

因此,感染新冠病毒仍在传染期内的产妇,优先推荐挤出母乳后由他人间隔哺乳,乳汁无需消毒,直至母亲康复。挤母乳前应佩戴口罩,严格洗手,且做好乳房卫生,吸完奶后吸奶器应规范消毒。如果新冠病毒感染的产妇决定直接哺乳,与婴儿接触时应注意佩戴口罩,防止呼吸道传播病毒,且应特别注意做好手及乳房卫生。

如果母亲及其哺乳的婴儿都感染了新冠病毒,在母乳喂养、吸母乳、用奶瓶喂养或隔离期间,不需要采取特别的预防措施。

28. 为什么艾滋病病毒感染者感染新冠病毒后症状更重

研究表明,CD4 细胞减少与新冠病毒感染严重程度相关,CD4 细胞低(每微升少于 200 个细胞)的艾滋病病毒感染者感染新冠病毒后发生重症的可能性更高。因此,艾滋病病毒感染者更应及时接种疫苗,预防新冠病毒感染重症情况。

29. 血液透析患者感染新冠病毒后需要注意什么

血液透析患者确认感染新冠病毒之后,应该注意以下 3 方面的问题:

(1)及时就诊或咨询专业医生。

(2)做好个人防护,防止污染透析室环境和传染他人。

(3)采取以下 3 条避险措施:①低钾饮食防止高钾血症;②少喝水,以防出现血压急剧升高、心力衰竭;③储备一些降钾药物,不能及时透析时提前服用。

二、日常防护篇

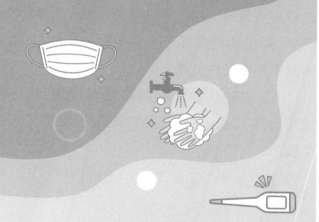

1. 当前如何做好个人预防

面对新冠病毒感染,每个人都应树立"做自己健康第一责任人"的意识,做好个人预防。

(1)密切关注政府及相关专业部门发布的官方防疫信息,保持平和心态,不焦虑,不恐惧,不信谣,不传谣,遵守相应的防疫规定,科学抗疫。

(2)继续坚持良好的防疫行为,戴口罩,勤洗手,常通风,少去人员密集的地方。咳嗽、打喷嚏时不应摘掉口罩,且应避开他人,如未戴口罩,应用纸巾遮住口鼻或采用肘臂遮挡。不随地吐痰。

(3)掌握一些必备的防疫技能。学会自测抗原,会进行自我健康监测,合理准备居家小药箱,会看药品说明书,能正确使用非处方药进行对症治疗,能判断什么情况下需要及时就医。

(4)主动接种新冠病毒疫苗,没有接种禁忌人群要及时完成基础免疫,并按照当地接种方案进行加强免疫。

（5）保持健康的生活方式,作息规律,注意个人卫生、环境卫生、饮食卫生,讲科学,不迷信,注意合理膳食、适量运动、戒烟限酒、保持乐观心态。

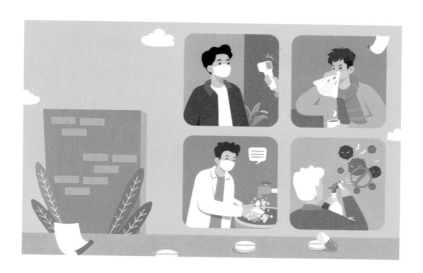

2. 如何保持社交距离

　　新冠病毒和流感病毒等呼吸道病毒可通过近距离飞沫传播。病毒感染者的呼吸道分泌物中存在病毒,当感染者说话、咳嗽或打喷嚏时,会通过飞沫把病毒传染给近距离接触的人,传播距离一般为 1~2 米。传播的方式有两种,一种是含有病毒的飞沫直接喷溅到别人的口、眼、鼻等黏膜上造成感染,另一种是含有病毒呼吸道分泌物的微小颗粒在空气中短时悬浮、弥散,近距离接触的人吸入后造成感染。此外,和感染者握手、接触被感染者污染的物体也易受到感染。因此,保持安全社交距离,能降低新冠病毒等呼吸道传染病传播的风险。日常生活和工作中,应保持 1 米以上安全距离,特别是在排队、付款、交谈、运动、参观、购物等场景下。

3. 为什么要佩戴口罩

正确佩戴口罩可以有效降低呼吸道传染病的感染风险,是预防新冠病毒感染、流感等呼吸道传染病的重要措施,既可以保护自己,也可以避免传染他人。新冠病毒感染高发期,乘坐电梯、乘坐公共交通工具、进入公共场所、到医院就医等情况,一定要佩戴口罩。就医时,建议佩戴医用外科口罩或医用防护口罩。

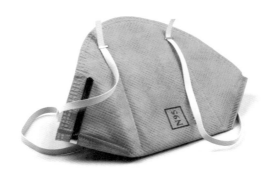

4. 如何科学佩戴口罩

建议公众选用一次性使用医用口罩、医用外科口罩或医用防护口罩,并注意以下几点:戴口罩前、摘口罩前后,均应做好手卫生;区分口罩正反面和上下缘,不能两面戴;正确佩戴口罩,确保口罩盖住口鼻和下颌,鼻夹要压实;不与他人混用口罩。

口罩出现脏污、变形、损坏、异味时须及时更换,每个口罩累计佩戴时间不超过 8 小时;乘坐公共交通工具时口罩使用时间较长,或在医院等环境使用过的口罩不宜重复使用;需重复使用的口罩在不使用时宜悬挂于清洁、干燥、通风处;外出应携带备用口罩,存放在原包装袋或干净的存放袋中,避免挤压变形。建议家庭储备适量医用外科口罩、医用防护口罩或颗粒物防护口罩(如KN95、N95 口罩)。

戴口罩期间如出现憋闷、气短等不适,应立即前往空旷通风处摘除口罩;同时佩戴多个口罩不能有效增加防护效果,反而增加呼吸阻力,并可能破坏口罩的密合性。

一次性使用医用口罩和医用外科口罩佩戴方法:口罩颜色深的一面向外,有鼻夹的边缘向上;上下拉开褶

健康防护不放松
佩戴口罩筑屏障

方法正确很重要，科学佩戴才有效

1 将手清洗干净。

2 口罩颜色深的一面向外，有鼻夹的一边向上，两只手各拉住一边耳带并挂到耳后。

3 上下拉开褶皱，包住口鼻及下颌。

4 调整耳带，直到感觉舒适。

5 将双手食指置于金属鼻夹中部，从中间向两侧按照鼻梁形状向内按压，直至贴紧鼻梁及面部。

戴法错误易中招，风险增大快纠正

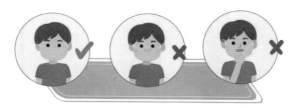

皱,包覆住口鼻及下颌;按压鼻夹,使之紧贴鼻梁,防止
侧漏。

医用防护口罩佩戴方法:口罩有标识的一面向外,
有金属条的边缘向上;系紧固定口罩的带子,一根系带
在耳朵上缘头顶中部,一根系带在耳朵下缘,或把口罩
的橡皮筋绕在耳朵上,使口罩紧贴面部。佩戴医用防护
口罩时应进行密合性检查。戴好后将双手完全盖住口
罩,然后进行深呼吸。如果口罩能够较好地鼓起或收紧,
说明密合性较好;如果有空气从面部或密封垫处泄漏,
应重新调整口罩位置,调整鼻夹,直到密合良好;如果有
空气从口罩四周泄漏,应调整头带、耳带的位置,保证口
罩与面部密合良好。

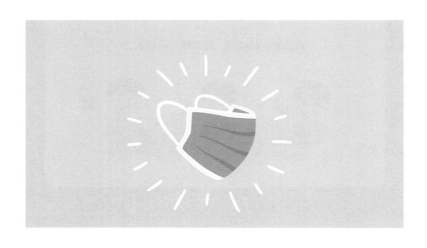

5. 为什么要做好手卫生

　　手卫生包括洗手和手部消毒两种方式。做好手卫生是预防传染病简便有效的措施。呼吸道传染病除了通过飞沫直接传播,还可经手接触造成传播。日常工作、生活中,人的手会不断接触到被病毒、细菌污染的物品,如果不及时正确进行手卫生,手上的病原体可以通过手接触口、眼、鼻黏膜进入人体。而用污染的手触摸物体表面,一些细菌、病毒又可能通过接触传染给他人。手卫生可以简单有效地切断这一传播途径,保持手部清洁卫生可以有效降低呼吸道传染病的感染风险。

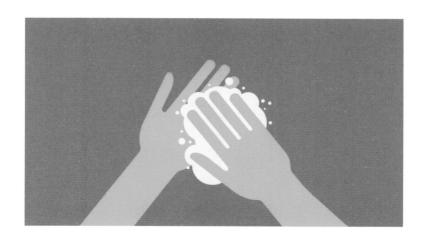

6. 哪些情形下应做手卫生

手可能被污染时应及时进行手卫生。如外出归来，大小便后，接触过泪液、鼻涕、痰液和唾液后，咳嗽、打喷嚏用手遮挡后，接触快递及电梯按钮、门把手等公共设施后，做清洁、清理垃圾后，护理患者后，摘口罩后。

进行需要卫生清洁的操作前，须先进行手卫生。如准备食物前，用餐前，服药前，护理患者、老年人、儿童前，戴口罩前。

外出没有洗手设施时，可采用速干手消毒剂揉搓双手进行手部消毒。手部有明显可见污物时应采用洗手为主的手卫生方式。

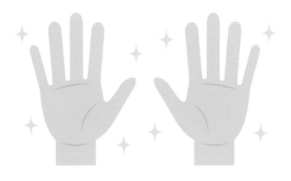

7. 如何正确洗手

为了避免疾病经手传播,正确洗手很重要。用流动水和肥皂(或洗手液)规范洗手,步骤如下:

(1)用流动水将双手淋湿。

(2)用肥皂或适量洗手液均匀涂抹于双手。

(3)认真搓洗双手至少 20 秒(以"六步洗手法"为例):

第一步:洗手掌。手心相对,手指并拢相互搓揉。

第二步:洗手背。手心对手背,手指交叉,沿指缝相互搓揉。双手交换进行。

第三步:洗指缝。手心相对,手指交叉,相互搓揉。

第四步:洗指背。一手弯曲呈空拳,放于另一手的手心,旋转搓揉。双手交换进行。

第五步:洗拇指。一手握住另一手的大拇指,旋转搓揉。双手交换进行。

第六步:洗指尖。一手五指指尖并拢,放于另一手的手心,旋转搓揉。双手交换进行。

(4)用流动水将双手冲洗干净。

(5)用手捧起一些干净的水冲淋水龙头,再关闭水龙头(如果是感应式水龙头无须此步骤)。

（6）用清洁毛巾或纸巾擦干双手,也可用吹干机吹干。

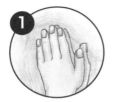

洗手掌
手心相对,
手指并拢相互搓揉。

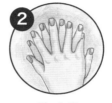

洗手背
手心对手背,手指交叉,
沿指缝相互搓揉。
双手交换进行。

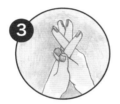

洗指缝
手心相对,手指交叉,
相互搓揉。

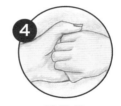

洗指背
一手弯曲呈空拳,放于另
一手的手心,旋转搓揉。
双手交换进行。

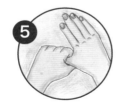

洗拇指
一手握住另一手的大拇指,
旋转搓揉。
双手交换进行。

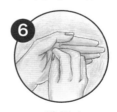

洗指尖
一手五指指尖并拢,放于
另一手的手心,旋转搓揉。
双手交换进行。

8. 使用免洗手消毒液可以替代流动水洗手吗

一般用流动水和洗手液（肥皂）洗手，在外出、乘坐长途汽车等不方便使用流动水洗手的环境中，建议使用免洗手消毒液替代流动水揉搓双手。手部有明显污物时只能使用流动水洗手。

9. 如何做好日常通风

室内环境密闭，容易造成病菌滋生繁殖，增加人体感染疾病的风险。勤开窗通风可有效减少室内致病微生物和其他污染物的含量。

通风方式应科学，可以在天气晴朗、室外温湿度适宜的情况下多开窗通风。每天可通风 2~3 次，每次 30 分钟，也可以早、中、晚各一次。冬季通风时，一定要注意保暖，如不同房间轮换通风，家里老年人和孩子可以先到其他未通风房间暂避。

10. 日常居家需要天天消毒吗

不需要。

家庭环境应以清洁为主,预防性消毒为辅。室内温度适宜时,应尽量做到通风清洁。室内垃圾应及时清理。如果家中没有感染者,做好家庭日常清洁即可。

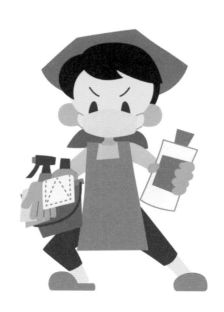

11. 家庭使用消毒剂有哪些注意事项

家庭常用的消毒剂主要是醇类消毒剂(75% 乙醇)和含氯消毒剂(84 消毒液),使用时应注意以下事项:

(1)严格按照产品说明书规定的使用方法、剂量、浓度使用。

(2)消毒剂应放在阴凉干燥处保存,并远离火源。

(3)消毒剂应存放于儿童接触不到的地方。

(4)不要使用饮料瓶等盛放消毒剂,防止儿童或不明情况者误服。

(5)严禁不同种类的消毒剂同时使用或混合使用。

(6)酒精只用于物体表面擦拭或喷洒消毒,不适用于大面积喷洒,不能用于空气消毒,以免引起火灾。

(7)使用酒精时应远离高温物体和明火,不要吸烟。

(8)含氯消毒剂应用冷水稀释,现配现用,且不能与酸性物质混合。

(9)含氯消毒剂有腐蚀性,不要直接接触皮肤,使用时应戴橡胶手套。

12. 慢性病患者如何做好个人防护

人群普遍对新冠病毒易感,慢性病患者感染后,发生重症和死亡的风险更高。因此,慢性病患者要同时做好新冠病毒感染的防护和慢性病管理。

(1)疫情高发期,应尽量减少外出,不参加聚集性活动;外出和在公共场所须佩戴口罩,保持手卫生。

(2)做好慢性病管理。遵照医嘱,坚持用药,维持病情稳定。进行日常血压、血糖等指标的监测,观察病情变化,出现控制不好或病情加重,可通过网络或电话向社区医生咨询,必要时前往医疗机构就诊,就诊时应佩戴好口罩,并做好手卫生。

(3)若出现发热、咳嗽、乏力、咽痛等症状,应及时进行新冠病毒抗原自测,或到医疗机构等进行新冠病毒核酸检测。如结果为阳性,应及时咨询社区医生或及时就医。

13. 家长如何做好儿童的防护

　　家长应做好自身和孩子的防护:帮助孩子养成良好的卫生习惯,如戴口罩、勤洗手、不随地吐痰、保持安全社交距离等;不带孩子去人员密集、空气不流通的场所;家中定时通风;如果家中有感染者,应尽量与孩子隔离;外出回家后,应先洗手、洗脸、换衣服,再抱孩子;让孩子规律作息,保证充足睡眠,合理膳食,多喝水,加强锻炼;加强亲子沟通,让孩子保持好心情。

　　有婴幼儿的家庭,家庭成员应尽早接种新冠病毒疫苗,这也是对孩子的间接保护。

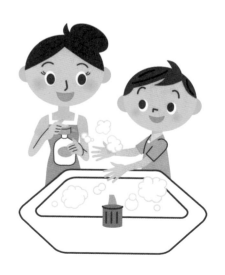

14. 孕产妇如何做好个人防护

（1）做好孕产期健康管理：按医生建议完成产检。疫情期间可提前预约并按时就诊，减少在医院逗留的时间，就医途中和在医院期间做好个人防护。定期测量体温、血压，监测体重、胎动等情况，出现阴道出血或流液、腹痛、头痛、心慌、血压增高、视物不清、胎动异常等情况时，及时与社区医生或产检医院联系，必要时及时就医。

（2）若出现发热、咳嗽、乏力、咽痛等症状，应及时进行新冠病毒抗原自测，或到医疗机构进行新冠病毒核酸检测。如结果为阳性，应及时咨询产科医生或及时就医。

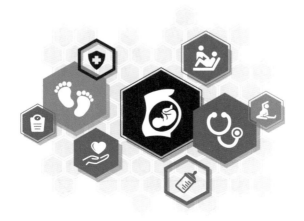

15. 老年人如何做好个人防护

（1）疫情高发期,老年人应尽量减少不必要的外出,不参加聚会和集体活动,也要主动通知晚辈或朋友减少对自己的探望,如需购买生活用品,可在网上购买或由亲属、照护人员代购。

（2）如需出门,应佩戴好口罩,注意手卫生,尽量不触摸其他物品和设施,回家后及时洗手。

（3）若出现发热、咳嗽、乏力、咽痛等症状,需密切注意症状变化情况,可自行进行新冠病毒抗原检测,或到医疗机构进行新冠病毒核酸检测。如结果为阳性,应及时咨询社区医生或及时就医。

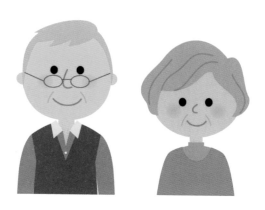

16. 外卖送餐人员、快递员如何做好个人防护

外卖送餐人员、快递员因日常接触人员较多,存在较大感染风险。工作过程中应做好个人防护,佩戴口罩,穿工作服,有条件时随身携带速干手消毒剂,随时进行手卫生。与顾客交谈时注意保持一定的安全距离,快递交接优先考虑使用快递柜,尽量做到无接触配送。如出现发热、咳嗽、乏力、咽痛等症状应停止工作,不要带病上岗,及时进行新冠病毒抗原自测,或到医疗机构进行新冠病毒核酸检测。如结果为阳性,可进行居家治疗,必要时咨询社区医生或及时就医。

17. 工作场所如何做好个人防护

工作场所人员相对密集,彼此近距离接触机会大。疫情高发期,上下班途中和工作期间要佩戴口罩,尽量保持安全社交距离,减少聚集,做好手卫生。如出现发热、咳嗽、乏力、咽痛等症状应停止工作,不带病上岗。

18. 前往商场（超市、农/集贸市场）如何做好个人防护

在疫情高发期，尽量减少前往商场、超市、农/集贸市场等场所的频次。出现发热、咳嗽、乏力、咽痛等症状时，不建议前往。

（1）全程佩戴口罩，咳嗽、打喷嚏时应避开他人且不应摘掉口罩，如未戴口罩，应用纸巾遮住口鼻或用肘臂遮挡。不随地吐痰。

（2）挑选商品或排队结账时，与他人保持 1 米以上的社交距离。

（3）注意手卫生，尽量少接触公共设施和物品，付款时尽量使用扫码等非现金、非接触的支付方式，及时洗手或使用手部消毒剂，不要用不干净的手触摸口、眼、鼻。

19. 外出回家随身衣物应如何处理

新冠病毒感染高发期，外出回到家后，应换鞋、脱外套。外出随身携带的包与物品，例如手机、钥匙等，可喷洒75% 酒精或用酒精棉片擦拭消毒。

20. 面对疫情,我们应保持怎样的心态

　　疫情高发期感染人数较多,奥密克戎变异株感染者多为轻症或无症状者。如果得知自己或家人被感染,科学理性认识疾病,不必恐慌,也不要焦虑紧张,泰然处之即可。如果家人、朋友和同事等被自己传染,也不必为此愧疚和自责。如果出现了无法自行排解的心理问题,可与家人朋友多交流沟通,如果影响到日常的学习、工作和生活,可拨打心理咨询热线进行心理咨询,或到心理和精神卫生专业机构咨询或就医。

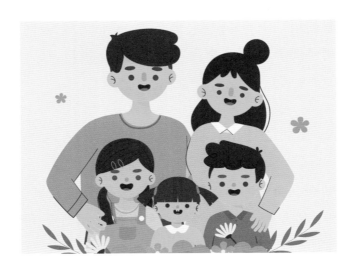

三、居家防治篇

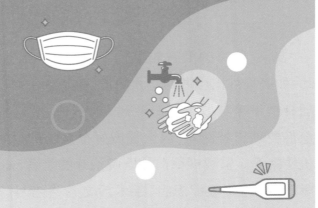

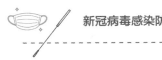

1. 哪些新冠病毒感染者可以居家治疗

绝大多数人感染新冠病毒奥密克戎变异株后症状较轻或无症状,病程较短,呈自限性,可居家治疗,直至疾病痊愈。

基础疾病处于稳定期,无严重心肝肺肾脑等重要脏器功能不全等需要住院治疗情况的感染者,可以居家治疗。

2. 新冠病毒感染者居家治疗时是否可以外出

新冠病毒感染者居家治疗过程中,应避免外出活动,如必须外出应做好个人防护,佩戴 N95 口罩、手套,随身携带喷雾或擦拭消毒剂。伴发疾病或基础疾病加重需要外出就医时,应全程做好个人防护,尽快到医疗机构就医。需要规律前往医院治疗的患者,如血液透析患者、肿瘤化放疗患者、手术后复诊患者等,应提前预约,按时前往医院,避免人群聚集导致交叉感染。

3. 新冠病毒感染者居家治疗时如何进行健康监测

（1）新冠病毒感染者居家治疗时，连续进行体温及症状监测可帮助评估病情变化，判断是否有进一步就医需求。每日早、晚各测 1 次体温，使用水银体温计测量时间至少达到 5 分钟，电子体温计可连续两次测量以获得稳定的体温数值。及时记录体温数值，便于观察体温变化趋势，自我判断病情发展。居家治疗期间如出现畏寒、头痛，其他症状加重或新出现症状，可随时测量体温，参考体温情况进行相应对症治疗。

（2）有慢性基础疾病患者可提前准备便携、易用的家用健康检测设备，如电子血压计、指脉氧仪等，对血压、脉搏、血氧饱和度等生命体征进行监测，每日规律地测量可作为病情变化的参考标准。当患者出现不适，测量血压、脉搏出现过高或过低，血氧饱和度明显下降时，说明病情加重，需加强监测，及时就医。

（3）居家治疗期间,感染者若症状缓解或消失,可进行抗原自检,按照抗原检测试剂说明书要求和流程进行检测和结果判读,也可联系基层医疗卫生机构工作人员,在其远程指导下完成检测和结果判读。抗原检测结果可作为是否解除居家治疗的参考依据。

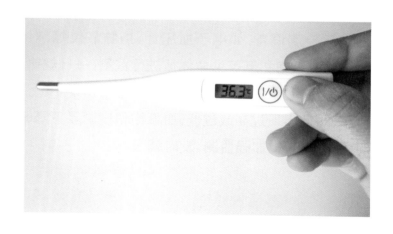

4. 新冠病毒感染者哪些情况下可以服用药物对症治疗

（1）无症状感染者仅需做好健康监测，无需药物治疗。宜多饮水，保持情绪稳定，规律作息，保持良好的生活习惯。

（2）新冠病毒感染者居家治疗期间，如发热、咽痛、咳嗽等症状轻微，先选择非药物治疗，如多饮水、物理降温、淡盐水漱口等，如症状加重，可口服对症药物。

（3）新冠病毒感染者自行服用对症治疗药物前，须确定药物在保质期内，仔细阅读药物说明书，按照说明书的剂量、服用次数、服用时间服药，避免同时服用含有相同成分的药物，有用药禁忌或顾虑时，可咨询医疗专业人员。

（4）抗生素治疗对新冠病毒感染无效，不应随意自行服用抗生素类药物。一些感染者认为发热、咽痛、咳嗽是由炎症引起，需要"消炎"而自行使用抗生素。滥用抗生素可增加菌群失调、继发双重感染风险，并增加肝脏、肾脏的负担。如居家治疗期间出现咳嗽加重、咳黄痰或痰液颜色发生变化等可能继发感染的情况，应联系基层医疗卫生机构医务人员或通过互联网远程医疗获取专业医生的建议,在医生指导下决定是否使用抗生素类药物。

(5)有基础疾病的居家治疗感染者,在基础疾病控制稳定的情况下,无须改变正在使用的基础疾病治疗药物剂量。有肝肾功能不全者,如反复发热、尿量减少、食欲严重下降,患者自己不能确定药物安全性及使用方法时,应及时联系专业医生。

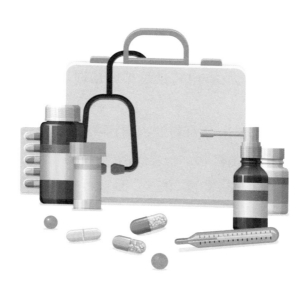

5. 家里有高龄老人、严重基础疾病患者时,感染者如何避免感染他们

(1) 家里有高龄老人、严重基础疾病患者时,感染者最好选择至另外的居所隔离治疗,或前往方舱医院/医疗机构隔离治疗。

(2) 必须同住时,感染者应随时戴好口罩,推荐医用防护口罩;同时,同住老年人、严重基础疾病患者应尽量与感染者互相不见面,不进入对方房间;各自关闭房间门,开窗通风。如必须共用卫生间,感染者使用卫生间后,应对触摸过的共用物品表面进行消毒,并开窗换气。

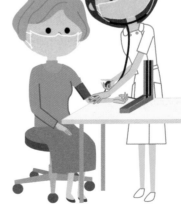

6. 哪些情况下,新冠病毒感染者需要及时就医

新冠病毒感染者如出现以下情况,应尽早就医:

(1)居家期间出现明显呼吸困难或气促症状,如轻微活动即感觉到空气不足、呼吸费力,严重时张口呼吸、鼻翼扇动,口唇发紫,须停止活动,尽量保持情绪稳定,有条件时吸氧,测量血氧饱和度,当血氧饱和度发生明显下降时,应尽早就医。

(2)新冠病毒奥密克戎变异株感染者发热时间一般为 1~3 天,若居家治疗后体温仍持续高于 38.5℃,超过 3 天,可前往就近的发热门诊就诊。如患者出现咳嗽加重伴有呼吸困难时,应及时前往医院就诊。

(3)急性心脑血管疾病或慢性并发症,高血压,糖尿病血糖控制不好,慢性阻塞性肺疾病急性加重,肾功能不全如尿毒症期,肿瘤化疗或使用细胞毒性药物引起粒细胞减少,精神性疾病等基础疾病患者原发疾病明显加重时,应及时就医。

(4)儿童感染新冠病毒后如出现嗜睡、持续拒食、喂养困难、持续腹泻或呕吐、精神异常、肢体抽搐等情况,应尽早就医。

（5）孕妇感染新冠病毒居家治疗期间，应每日自我监测体温及症状变化，如出现剧烈头痛、头晕、心慌、憋气等症状，或出现腹痛、阴道出血或流液、胎动异常等情况，应尽早前往定点产前保健医院或急诊就诊。

（6）居家治疗人员应保持正常人际沟通，出现心理问题时及时寻求心理专业人员的帮助，患精神、心理疾病的感染者应在有人陪护的情况下进行居家治疗。同住人一旦发现患者有服用药物过量、食用或吸入有害物质等情况时，应立即呼叫救护车，将其送往医院救治。

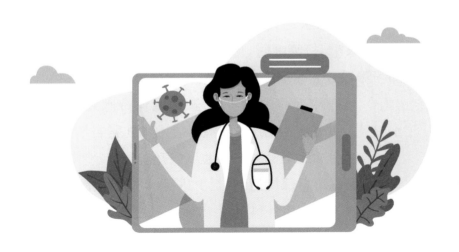

7. 新冠病毒感染者家庭内需要配备哪些物资

房间内需要配备体温计、纸巾、口罩、一次性手套、消毒剂等防疫物资以及带盖的垃圾桶。

8. 家中有新冠病毒感染者时,居室内如何预防气溶胶传播

(1)每日开窗通风 2 次,每次至少 30 分钟。

(2)咳嗽、打喷嚏时,用纸巾盖住口鼻,避免唾液和鼻涕喷溅导致后续潜在的气溶胶传播风险。

(3)马桶冲水前先盖马桶盖,地漏保持水封,每日注水 2 次,每次 350ml,或用塑料袋灌水扎紧封堵。

(4)使用抽油烟机时开窗通风或开排风扇。

(5)家庭每日保持清洁,至少进行一次湿式清洁。

(6)病人戴医用外科口罩,其他人戴医用防护口罩。

(7)可以持续使用循环风空气消毒机进行空气消毒。

9. 新冠病毒感染者居家日常防护注意事项有哪些

（1）尽量在自己居住的房间活动,必须进入其他房间与公共区域时应佩戴口罩,并尽量与其他同住人员避开,不打照面,不与其他同住人员一起就餐。

（2）尽量使用独立的卫生间和洗漱间,必须与他人共用时应尽量与其他同住人员的使用时间错开,间隔30分钟以上。使用抽水马桶时须盖上马桶盖再冲水。

（3）在所住房间门口放置凳子或小桌,用于交接生活用品和食物,避免直接接触。

（4）必须进入其他有人在的房间与区域时,通知对方戴好口罩。

（5）关闭所住房间门及卫生间门,利用朝外的门窗通风。

（6）接触可能共用物品或设施表面时先洗手或进行手消毒,有条件时可以戴手套,尽量减少接触非自己活动区域的物品。

10. 新冠病毒感染者共同居住人员如何做好自我防护

（1）尽量不进入感染者居住房间及专用卫生间，并督促感染者随时关门。

（2）尽量避免与感染者打照面，必须见面时双方都必须戴好口罩。

（3）与感染者分开使用卫生间与洗漱间，必须共用时应错开使用时间，间隔30分钟以上。

（4）与感染者交接生活用品时，放在感染者房间外的凳子或小桌上，尽量避免面对面交接。

（5）注意房间及公共区域通风。

（6）接触可能共用的物品和设施后及时洗手或进行手消毒，有条件也可以戴手套。

（7）不与感染者一起就餐。

（8）接种新冠病毒疫苗，降低感染风险、减少感染后发生重症的风险。

11. 新冠病毒感染者居家陪护人员有哪些防护要求

（1）尽可能选择相对固定的人员进行陪护。首选身体健康、且完成全程新冠病毒疫苗接种及加强针的人员进行陪护。

（2）陪护人员与感染者都须佩戴口罩，推荐佩戴医用防护口罩。

（3）注意房间与公共区域通风。

（4）晚上分房休息睡眠，晚上必须陪护时佩戴医用防护口罩或医用外科口罩，并尽量保持 1 米以上距离。

（5）物体表面可用有效氯为 500~1 000mg/L 含氯消毒剂、75% 乙醇或其他可用于表面消毒的消毒剂擦拭消毒，作用 30 分钟后用清水擦净。

（6）尽量不与感染者共用卫生间与洗漱间，必须共用时最好间隔 30 分钟以上。

12. 家中出现新冠病毒感染者,如何做好日常消毒

（1）每天定时开门窗通风,保持室内空气流通,不具备自然通风条件的,可用排气扇等进行机械通风。尤其注意做好卫生间、浴室等共用区域的通风。

（2）加强家庭成员手卫生,准备食物前、饭前便后、摘戴口罩前后等应洗手或手消毒。

（3）居家治疗的感染者尽量与其他人员分区域生

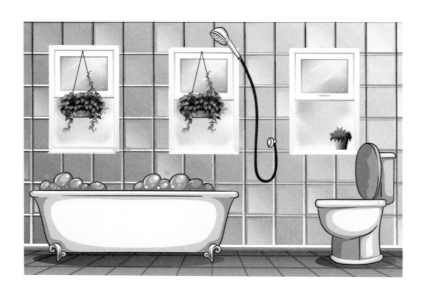

活,若共用卫生间,感染者每次用完后均应消毒,直接用消毒湿巾擦拭消毒,或用流水冲洗消毒。

(4)不与家庭内其他成员共用生活用品,餐具使用后应清洗和消毒,首选煮沸消毒 15 分钟,也可用 250~500mg/L 含氯消毒剂溶液浸泡 15 分钟后再用清水洗净。

(5)居家治疗的感染者产生的生活垃圾应单独收集,每天清理,清理前用有效氯为 500~1 000mg/L 的含氯消毒剂或 75% 乙醇喷洒消毒至完全湿润,然后扎紧塑料口袋,再和家里其他垃圾一起丢弃。

(6)居家治疗的感染者个人物品应单独放置,与其他成员分开洗涤。抗原自测转阴后,其生活区域内物品表面及其使用的毛巾、衣物、被罩等须及时清洗消毒。

家庭成员中有高龄老人、重症疾病者应尽量做好上述消毒措施。

13. 居家治疗时，应如何进行卫生间消毒

有条件者可单独使用一个卫生间，一日一消毒。

如和家人共用卫生间，居家治疗人员每次用完卫生间应及时消毒，马桶坐垫及周边可用含有效氯2 000mg/L的消毒剂（2瓶500ml清水中加入4瓶盖84消毒液）擦拭消毒，卫生间门把手、水龙头等手经常接触的部位，可用含有效氯500mg/L的消毒剂（2瓶500ml清水中加入1瓶盖84消毒液）或其他可用于物体表面消毒的消毒剂擦拭消毒，30分钟后再用清水洗净。

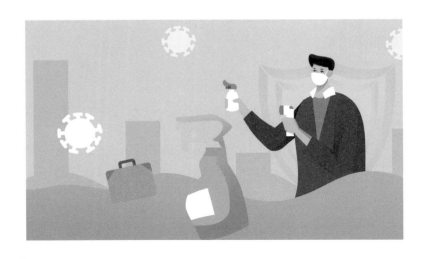

14. 居家治疗时,对于新冠病毒感染者的毛巾、衣物等生活用品应如何进行消毒

耐高温的毛巾、小件衣物首选煮沸消毒 15 分钟后正常清洗。耐褪色、耐腐蚀的衣物可用含有效氯 250~500mg/L 的消毒剂,浸泡 30 分钟后清水漂清再正常清洗。不能水洗的衣物可在日光下暴晒 4 小时以上,其间注意翻面,厚重的衣物可以多晒一段时间。

15. 居家治疗时,应如何进行物品表面消毒

新冠病毒感染者经常触碰的家用物品,如台面、家具表面、门把手、电话、开关、热水壶、洗手盆等,用含有效氯 500~1 000mg/L 的消毒剂擦拭,作用 30 分钟后用清水擦净,每天至少 1 次。

16. 新冠病毒感染者如何调整膳食营养

无症状感染者或轻症者可能食欲影响不大，可正常饮食。

部分患者感染后，会出现流鼻涕、打喷嚏、发热、咽喉部肿痛、乏力等症状，导致食欲略下降。症状较重者，如全身乏力、发热较重，食欲可能受到影响。这些感染者应注意多饮水，保证进食含有足够热量和充足蛋白质的食物（如鸡蛋、牛奶、鱼肉、鸡肉以及豆制品等），补充感染期间身体所需的营养，但要避免过于油腻，要吃一定量的主食，多吃易吸收、易消化的食物，多吃富含维生素的新鲜蔬菜水果。

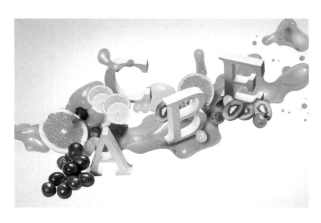

17. 符合什么条件的新冠病毒感染者可以结束居家治疗

居家治疗人员可根据相关防疫要求进行抗原自测和结果上报。如居家治疗人员症状明显好转或无明显症状，自测抗原阴性或核酸检测阴性，可结束居家治疗，恢复正常生活和外出。

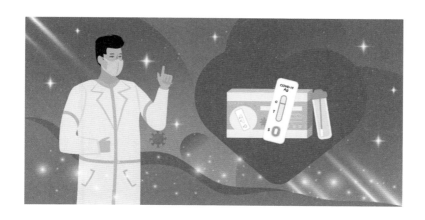

四、科学就医篇

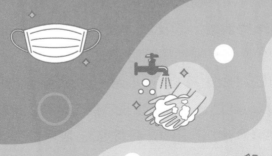

1. 居家治疗时出现哪些症状不能疏忽大意,应及时前往医院就诊

居家治疗的新冠病毒感染者出现以下任一症状时,应及时到医院门诊就诊。①呼吸困难或气促。②经药物治疗后体温仍持续高于 38.5℃,超过 3 天。③原有基础疾病明显加重且不能控制。④儿童出现嗜睡、持续拒食、喂养困难、持续腹泻或呕吐等情况。⑤孕妇出现头痛、头晕、心慌、憋气等症状,或出现腹痛、阴道出血或流液、胎动异常等情况。具体参考如下:

(1)大于 12 岁人群:①出现呼吸困难或气促,呼吸频率≥30 次/分。②静息状态下,指氧饱和度≤95%。③胸部持续疼痛或有持续压迫感。④眩晕,不能苏醒或不能保持清醒。⑤皮肤、嘴唇或指甲床苍白、灰色或发青。⑥原有基础疾病等明显加重。

(2)12 岁及以下儿童:①持续高热(腋下体温≥39℃)超过 3 天。②出现气促(小于 2 月龄婴儿,呼吸频率≥60 次/分;2~12 月龄婴儿,呼吸频率≥50 次/分;

1~5 岁儿童,呼吸频率≥40 次／分;5 岁以上儿童,呼吸频率≥30 次／分),排除发热和哭闹的影响。③静息状态下,指氧饱和度≤95%。④出现呼吸困难,如鼻翼扇动等。⑤出现嗜睡、惊厥。⑥拒食或喂养困难,出现脱水症状。

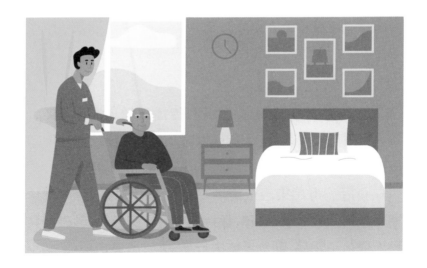

2. 新冠病毒抗原自测阳性后怎么办

如果无症状或症状较轻,建议居家观察治疗。无症状者无需药物治疗。如出现发热、咳嗽等症状,可进行对症处置或口服药物治疗。密切监测身体状况,如果症状加重,出现呼吸困难、气促、基础疾病加重等,及时到医院就诊。

3. 前往医院就诊要注意哪些事项

为最大限度降低新冠病毒传播风险,避免交叉感染,普通门诊就诊前,尽量通过微信或电话预约挂号,并按预约时间段准时就诊,减少排队和人员聚集。

新冠病毒感染轻症患者尽量居家休息或治疗,就诊期间做到佩戴 N95 口罩、保持安全社交距离、少触碰公共设施或公用物品、勤洗手或进行手消毒、尽量走楼梯、减少聚集。

4. 住院期间家属可以探视或陪护吗

非必要,家属不陪护。如果确需陪护,尽量固定陪护人员,陪护人员不离院,尽量降低交叉感染风险。

5. 老年人、儿童、孕产妇、免疫力低下人群等特定人群前往医院就诊,有哪些需要特别注意的

新冠病毒感染高发期间,老年人、儿童、孕产妇、免疫力低下人群等特定人群前往医院就诊时要加强防护,建议佩戴 N95 口罩,同时保持安全社交距离、少触碰公共设施或公用物品、勤洗手或及时进行手消毒、尽量走楼梯、减少聚集。

6. 儿童发热时,如何使用退热药物

2月龄以上儿童体温≥38.2℃伴明显不适时,可使用退热药。2~6月龄儿童推荐使用对乙酰氨基酚,6月龄以上儿童可使用对乙酰氨基酚或布洛芬。对乙酰氨基酚与布洛芬不要交替或同时使用;退热药与含有退热成分的复方感冒药不要合用。2月龄以下儿童发热不建议使用退热药,应及时就医或咨询医生。

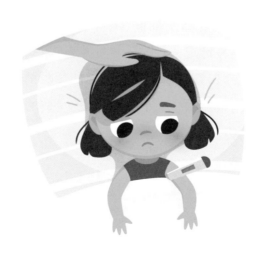

7. 新冠病毒感染者居家治疗期间，如何判断是否康复

普通中青年感染新冠病毒后，病程为 7 天左右。接种过新冠病毒疫苗并完成加强免疫的人员病程更短、病情更轻。部分老年人，尤其是 70 岁以上有基础疾病的老年人，病程可能更复杂。症状明显好转或无明显症状时，可以自测抗原，结果阴性后，间隔 24 小时连续做两次新冠病毒核酸检测，均为阴性，则说明已经康复。

8. 新冠病毒感染者居家治疗期间，除了服用退热药，还需要吃消炎药吗

我们一般说的消炎药，如头孢、阿奇霉素、沙星类药物属于抗细菌药物，对病毒无效，因此新冠病毒感染一般不推荐使用消炎药。但如果出现持续咳黄痰、高热不退等情况，应及时去医院就诊，由医生判断是否需要服用消炎药。

9. 需要对市面上的退热药有所选择吗

目前,市面上常见的退热药有布洛芬和对乙酰氨基酚,其中布洛芬在以下四类人群中使用须慎重:①严重冠心病、心力衰竭病史患者;②严重消化道溃疡、出血病史患者;③因慢性病治疗,需要联合使用抗血小板药物和抗凝药物的患者;④严重肾功能不全患者。上述人群可选择对乙酰氨基酚,但每天总量也要控制在 2g 以内。

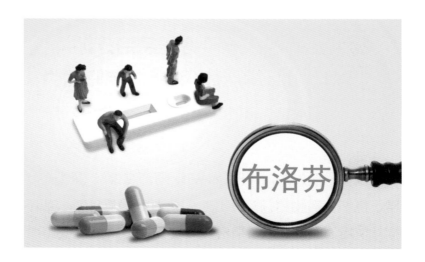

五、预防接种篇

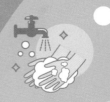

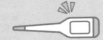

1. 目前我国使用的新冠病毒疫苗有哪些种类

　　疫苗是让机体产生主动免疫保护作用,预防某种或某几种疾病的生物制品。疫苗按生产技术可分为灭活疫苗、减毒活疫苗、蛋白亚单位疫苗、病毒载体疫苗和核酸疫苗等。

　　目前,我国内地已经获准上市应用的新冠病毒疫苗主要有以下几种:①新冠病毒灭活疫苗;②新冠病毒重组蛋白疫苗;③腺病毒或流感病毒载体疫苗。腺病毒载体疫苗有注射用疫苗和吸入式疫苗两种;流感病毒载体疫苗为鼻喷式疫苗。其他疫苗均为注射式疫苗。

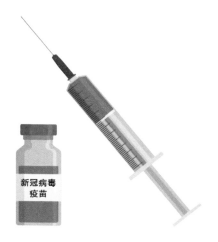

2. 新冠病毒疫苗发挥预防作用的机制是什么

接种疫苗后,人体会产生保护性抗体,还会产生细胞免疫,并形成相应的免疫记忆。这样,人体就有了对抗疾病的免疫力。一旦病毒侵入人体,疫苗产生的抗体、免疫细胞和细胞因子等就能识别、中和或杀灭病毒,而免疫记忆也可很快调动免疫系统发挥作用,让病毒无法在体内持续增殖,从而达到预防感染、发病,降低重症和死亡风险的目的。

目前研究显示,新冠病毒疫苗产生的抗体种类、浓度和持续时间有限,而且由于发生感染暴露时免疫记忆的动员速度慢于病毒建立感染、增殖和排毒的速度,再加上病毒的免疫逃逸,导致疫苗预防新冠病毒感染和轻症效果不理想。但是,疫苗诱导的细胞免疫持续时间较长、受病毒变异影响较小,因此,接种新冠病毒疫苗对预防重症和死亡的效果明显而且比较持久。

3. 为什么要按照免疫程序接种

　　免疫程序就是根据科学研究结果确定给谁接种疫苗、何时接种、接种多大剂量、接种几剂次、间隔多长时间等。接种疫苗之所以应按照免疫程序,目的是获得更好的接种效果。

　　我国不同技术生产的新冠病毒疫苗的免疫程序不同,接种疫苗应按照规定的程序,及时、全程接种才能达到预期效果。

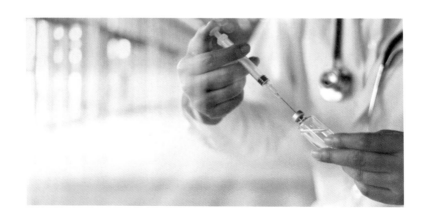

4. 现阶段新冠病毒疫苗适用对象覆盖哪些人群

目前,我国新冠病毒疫苗覆盖范围为 3 岁及以上人群。对 3~17 岁的儿童和青少年,目前已实施了新冠病毒疫苗的基础免疫接种,为 18 岁及以上人群提供了基础免疫和加强免疫接种。根据流行病学监测和研究结果,新冠病毒感染重症率、病死率较高的人群主要是老年人和有基础疾病者,这两类人群最需要接种新冠病毒疫苗。

我国后续会根据流行病学监测结果和新冠病毒防控策略等,进一步完善新冠病毒疫苗的免疫接种方案。

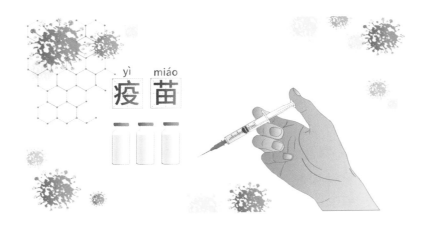

5. 新冠病毒疫苗接种过程中需要注意什么

接种新冠病毒疫苗时,须携带相关证件(身份证、护照等),配合现场预防接种工作人员询问,如实提供本人健康状况和接种禁忌等信息。接种后,留观 30 分钟;如出现疑似预防接种异常反应,应向接种单位报告,必要时及时就医。

6. 疑似预防接种异常反应指什么,包括哪些情形

疑似预防接种异常反应是指在预防接种后发生的怀疑与预防接种有关的反应或事件,包括以下几种情形:疫苗不良反应、疫苗质量相关反应、接种差错相关反应、心因性反应、偶合症(偶合反应)。只有疫苗不良反应是由疫苗本身特性引起的与预防接种目的无关或意外的反应,与受种者个体差异有关,可分为一般反应和异常反应。

7. 新冠病毒疫苗接种常见的不良反应有哪些

前期新冠病毒疫苗临床试验研究结果和人群接种后开展的真实世界研究结果以及监测信息分析显示,我国新冠病毒疫苗接种常见不良反应主要表现为接种部位的红肿、硬结、疼痛等,也有发热、乏力、恶心、头痛、肌肉酸痛等全身反应。这些反应都是轻微和短暂的疫苗反应,发生的严重异常反应非常少见。

8. 接种新冠病毒疫苗后出现的疾病都是疫苗不良反应吗

接种新冠病毒疫苗后出现的症状或疾病不都是疫苗不良反应。心理因素引起的心因性反应、处在某种疾病潜伏期而与疫苗接种无关的偶合症、疫苗质量相关的反应、接种差错相关的反应,这些医学状况或反应仅与接种疫苗有时间上的先后关系,而与接种疫苗没有因果关系,所以均不属于由疫苗本身引起的不良反应,不能诊断为疫苗不良反应。

9. 公众接种新冠病毒疫苗后出现疑似疫苗不良反应怎么办

接种新冠病毒疫苗引起的不良反应,大多数或绝大多数属于一般反应,如局部的红、肿、硬结、疼痛,全身性的发热、疲倦、酸痛等,一般不需要处理,可自行痊愈。如果出现接种部位局部反应(红肿、硬结等)直径超过2.5cm,发热超过38℃,或其他症状持续时间较长、症状较重、有加重可能或有其他担忧情况的,建议及时就诊,同时应向接种单位报告。

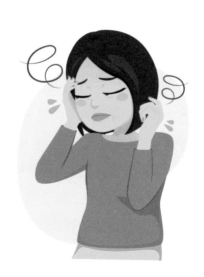

10. 接种新冠病毒疫苗有哪些禁忌证和缓种的情形

禁忌证是不能接种疫苗的情形,缓种是因健康等特殊原因暂时不能接种、特殊原因消除后再予以接种的情形。

通常的疫苗接种禁忌证和缓种情形包括:①对已经接种的新冠病毒疫苗出现严重过敏者,此种类疫苗不能再接种;②既往发生过疫苗严重过敏反应者(如过敏性休克等)不能接种;③患有严重神经系统疾病(如未控制的癫痫、横贯性脊髓炎、吉兰-巴雷综合征、脱髓鞘疾病等)者暂缓接种;④正在发热者,患急性疾病者,处于慢性疾病的急性发作期者,未控制的严重慢性病患者暂缓接种;⑤因严重慢性疾病生命已进入终末阶段,不考虑接种。

11. 在接种新冠疫苗时,应向接种医生提供哪些信息

接种时,受种者要如实向接种医生报告身体健康状况及疾病史、过敏史等,特别是以往接种疫苗时有无发生过敏反应等情况,以便医生对是否适合接种做出判断。

12. 为什么老年人更需要接种新冠病毒疫苗

老年人由于免疫力减退加之大多患有基础性疾病,是感染新冠病毒后出现重症和死亡比例最高的人群。各国监测和研究数据显示,60岁以上人群是重症和死亡的高风险人群,年龄越大,重症和死亡的风险越高。多项研究显示,老年人感染新冠病毒后,发生重症的风险比年轻人高10倍以上,死亡的风险高上百倍。

接种新冠病毒疫苗能够显著降低重症和死亡的风险。我国香港卫生防护中心提供的数据显示,老年人不接种新冠病毒疫苗与接种新冠病毒疫苗相比,死亡风险相差较大:在80岁以上的老年人中,未接种疫苗者病死率为14.6%,已接种1剂疫苗者病死率为7.2%,已接种2剂疫苗者病死率为3.8%,已接种3剂疫苗者病死率为1.7%。

13. 老年人不出门感染风险低,是否可以不接种疫苗

老年人不出门或独居不意味着与社会完全隔离。目前新冠病毒流行变异株奥密克戎具有传染性极强、传播速度快、传播过程隐匿的特征,在广泛流行期间,每个人感染新冠病毒的风险都大为增加。老年人即使在家中不出门,或居住在偏远地区,依然有可能感染病毒。主要原因是家人有在外工作、学习,与其他人接触机会较多的情况,就有可能把病毒带回家,造成老年人感染。因此,所有符合接种条件的老年人都应尽快接种新冠病毒疫苗,早接种、早得到保护。

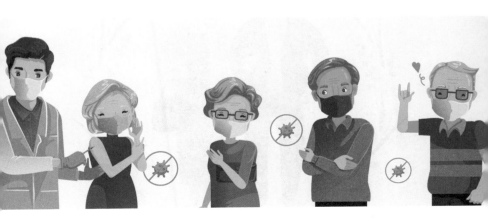

14. 老年人是否有必要接种加强针

从国内外研究结果来看,完成新冠疫苗全程接种,在预防重症、降低病死率等方面效果显著。但是,由于接种疫苗一段时间后,疫苗的保护效果可能会减弱,适时进行加强免疫接种,可以使已经逐步减少的中和抗体快速增长或反弹,从而产生更好的保护效果。

现阶段国家规定,已完成初始全程免疫(基础免疫)满 6 个月的 18 岁及以上人群(60 岁及以上老年人满 3 个月),推荐接种第一剂加强免疫。进行加强免疫接种,可以获得更好的保护效果。

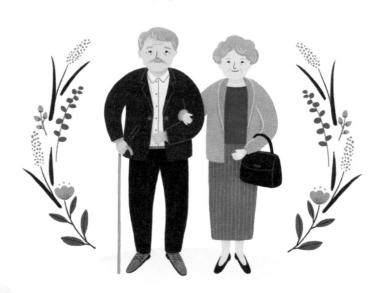

15. 哪些老年人不适宜接种新冠病毒疫苗

60 岁及以上老年人只要没有接种禁忌,不是缓种对象,就可以接种新冠病毒疫苗。不能接种或缓种的情况主要有以下几种:①既往接种疫苗时发生过严重过敏反应(如过敏性休克、喉头水肿),属于接种禁忌证;②接种时处于急性感染性疾病发热阶段,应暂缓接种;③严重的慢性疾病处于急性发作期,应暂缓接种,如正在进行化疗的肿瘤患者、高血压危象患者、冠心病患者心梗发作、自身免疫性神经系统疾病处于进展期、癫痫患者处于发作期等;④因严重慢性疾病生命已进入终末阶段。

16. 新冠病毒疫苗第二剂次加强免疫的对象有哪些

现阶段,60 岁以上老年人、具有较严重基础疾病人群、免疫力低下人群及感染高风险人群可在完成第一剂次加强免疫接种的基础上,接种第二剂次加强免疫疫苗。

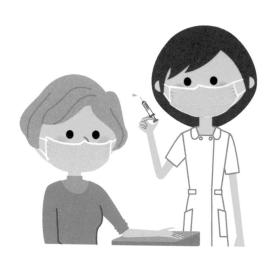

17. 哪些疫苗可以用于第二剂次加强免疫

根据疫苗研发工作进展,所有批准附条件上市或紧急使用的疫苗,均可用于第二剂次加强免疫。目前有关组合如下:

3 剂灭活疫苗+1 剂康希诺肌注式重组新冠病毒疫苗(5 型腺病毒载体);

3 剂灭活疫苗+1 剂智飞龙科马重组新冠病毒疫苗(CHO 细胞);

3 剂灭活疫苗+1 剂康希诺吸入用重组新冠病毒疫苗(5 型腺病毒载体);

3 剂灭活疫苗+1 剂珠海丽珠重组新冠病毒融合蛋白(CHO 细胞)疫苗;

2 剂康希诺肌注式腺病毒载体疫苗+1 剂康希诺吸入用重组新冠病毒疫苗(5 型腺病毒载体);

3 剂灭活疫苗+1 剂成都威斯克重组新冠病毒疫苗(sf9 细胞);

3 剂灭活疫苗+1 剂北京万泰鼻喷流感病毒载体新冠病毒疫苗;

3 剂灭活疫苗+1 剂浙江三叶草重组新冠病毒蛋白亚单位疫苗(CHO 细胞);

3 剂灭活疫苗+1 剂神州细胞重组新冠病毒 2 价 S 三聚体蛋白疫苗。

18. 第二剂次加强免疫的时间间隔有什么规定

建议第二剂次加强免疫接种与第一剂次加强免疫接种时间间隔 6 个月以上。

19. 感染新冠病毒后还可以接种新冠病毒疫苗吗

如果经核酸检测或抗原检测明确近期曾感染过新冠病毒,暂不接种新冠病毒疫苗。目前的规定是,接种新冠病毒疫苗应与感染时间间隔 6 个月以上。

六、中医防治篇

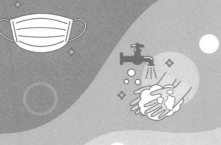

1. 中医如何认识新冠病毒感染

　　新冠病毒感染属于中医"疫"病范畴,病因为感受"疫戾"之气。中医认为新冠奥密克戎变异株感染的核心病机没有发生根本性变化,奥密克戎变异株传播速度快,致病力降低,多数感染者表现为发热、咽干咽痛、骨节酸痛、乏力,或干咳、声音嘶哑等症状,具有"风热"的属性,原本"湿毒"的属性,尤其是湿性重浊缠绵、毒害之性,虽明显减少,但仍然存在。因此,奥密克戎变异株感染核心病机属于"风热毒邪夹湿",治疗总原则相同,"万人一法",但是"一法多方""一法多药",具体病症的治疗要因时、因地、因人而异,基于"三因制宜""辨证论治"的原则选择治疗药物。中医药治疗新冠病毒感染各种类型均有较好的临床疗效,特别是能显著改善患者临床症状,如发热、咽干咽痛、骨节酸痛、乏力等,同时能缩短核酸转阴时间,使患者快速康复。

2. 感染新冠病毒后如何选择中成药

凡具有疏风清热、化湿解毒、清瘟宣肺功效的中成药,对当下奥密克戎变异株感染都有非常好的疗效。因此,有效中成药的选择范围广泛,应按照中医"三因制宜"的原则,因时、因地、因人进行选择。具体可在中医师的指导下,根据发热、咽痛、咳嗽、乏力等症状,按照中成药的主治说明进行选择,包含但不局限于藿香正气胶囊(丸、水、口服液)、金花清感颗粒、连花清瘟胶囊(颗粒)、疏风解毒胶囊(颗粒)等中成药。

发热、肌肉酸痛、怕冷明显、咽干咽痛、乏力,或鼻塞流涕、咳嗽者,宜服用具有疏风解表功效的中成药,如感冒清热颗粒、荆防颗粒、正柴胡饮颗粒、清解退热颗粒、感冒疏风胶囊(片、颗粒)等。

发热、咽痛明显、骨节酸痛、乏力或咳嗽者,宜服用具有疏风清热、化湿解表、清热解毒类功效的中成药,如金花清感颗粒、连花清瘟胶囊(颗粒)、疏风解毒胶囊(颗粒)、热炎宁合剂(颗粒)、连花清咳片、六神丸(胶囊)、银翘解毒颗粒、蓝芩口服液、复方芩兰口服液、清咽滴丸、痰热清胶囊、双黄连口服液、抗病毒口服液、清开灵颗粒(胶囊、口服液)、小柴胡颗粒等。

咳嗽、声音嘶哑明显者,宜服用具有宣肺止咳功效的中成药,如急支糖浆、止咳宝、通宣理肺丸(颗粒、口服液)、连花清咳片、橘红痰咳液、杏贝止咳颗粒等。

乏力伴胃肠道症状,如呕吐、腹泻者,宜服用具有化湿解表功效的中成药,如藿香正气胶囊(丸、水、口服液)、复方香薷水等。

儿童症见发热、咽干咽痛、咳嗽者,可用金振口服液、小儿清肺口服液、儿童清肺口服液等;发热、食少腹胀、口臭、大便酸臭或秘结者,可用小儿豉翘清热颗粒、小儿柴桂退热颗粒、醒脾养儿颗粒等。

注意:

(1)特定人群如婴幼儿、哺乳期妇女和孕妇应在医生指导下用药。

(2)国家药监局批准上市的中成药,根据不同症状表现选择一种即可,切忌重复用药。

3. 感染新冠病毒后有哪些改善症状的方法

（1）穴位按压：穴位按压作为即时缓解症状的治疗手段，可以帮助减轻新冠病毒感染者的诸多不适。感染者居家可采用指尖或笔头、棉签等圆滑不尖锐的物体对相应的穴位，按压 5~15 分钟，以局部酸胀感为度。不同症状对应的穴位如下：发热——大椎穴，咳嗽——天突穴，咽痛——少商穴，鼻塞、嗅觉减退——迎香穴，味觉减退——廉泉穴，头晕头痛——风池穴，乏力——足三里穴，腹泻或便秘——天枢穴等。

（2）小儿推拿：小儿推拿能够增强儿童体质，培扶正气、驱除邪气，缩短病程。适用 6 岁以下的小儿，尤其适用 3 岁以下的婴幼儿，或对药物不耐受或拒不服药且症状轻微的小儿，常用方法有小儿捏脊、清肺经、开天门、推坎宫、运太阳、运耳后高骨等。

4. 感染新冠病毒后生活方面需要注意什么

（1）情志调节：勿躁勿虑勿恐慌，中医认为"恐则气下，惊则气乱"，应以平和的心态面对疾病。

（2）饮食调节：饮食宜清淡、规律，营养搭配均衡。尽量避免油腻、煎炸、烧烤、海鲜、牛羊肉、辛辣食物、生冷寒凉的水果等。

（3）起居调节：早睡早起，避免熬夜和过度劳累，注意保暖，避免受风着凉加重症状。

（4）运动调节：适当锻炼，有助于改善体质，充养正气。

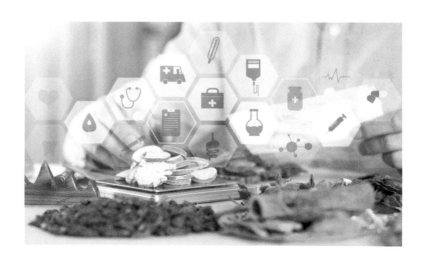

5. 中医运动方法有哪些

　　一般人群、新冠病毒无症状感染者和轻症患者，可以通过中医传统运动方法如八段锦、五禽戏、简式太极拳、六字诀等进行锻炼，起到预防疾病和促进康复的作用。

　　（1）八段锦：连同预备式、收势共十式，共有八个动作要领。两手托天理三焦，左右开弓似射雕；调理脾胃须单举，五劳七伤往后瞧；摇头摆尾去心火，两手攀足固肾腰；攒拳怒目增气力，背后七颠百病消。

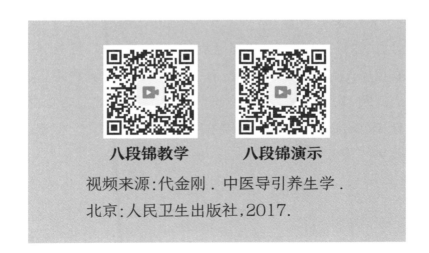

八段锦教学　　　　八段锦演示

视频来源：代金刚．中医导引养生学．
北京：人民卫生出版社，2017．

（2）五禽戏：具体包括起势调息、虎戏、鹿戏、熊戏、猿戏、鸟戏，共六大模块，具体又有虎举、虎扑、鹿抵、鹿奔、熊运、熊晃、猿提、猿摘、鸟伸、鸟飞，共十个动作。

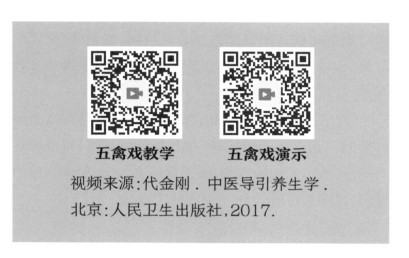

五禽戏教学　　　　五禽戏演示

视频来源：代金刚．中医导引养生学．北京：人民卫生出版社，2017.

（3）简式太极拳：共包含二十四式，起势、左右野马分鬃、白鹤亮翅、左右搂膝拗步、手挥琵琶、左右倒卷肱、左揽雀尾、右揽雀尾、单鞭、云手、单鞭、高探马、右蹬脚、双峰贯耳、转身左蹬脚、左下势独立、右下势独立、左右穿梭、海底针、闪通背、转身搬拦捶、如封似闭、十字手、收势。

（4）六字诀：是一种以呼吸吐纳为主的功法运动。在呼吸中使用嘘、呵、呼、呬、吹、嘻六个字的不同发音口型，调理呼吸的节奏和幅度，进而调理周身气机，简单、实用，易于掌握。

六字诀教学　　　　六字诀演示

视频来源：代金刚．中医导引养生学．北京：人民卫生出版社，2017．

6. 中医预防方法有哪些

中医预防的主要原则是"养正气"与"避毒气"。

"养正气"的方法:①舒畅情志,保持积极平和的心态,不焦虑不恐慌,放松身心。②节制饮食,"五谷为养,五果为助,五畜为益,五菜为充,气味合而服之,以补精益气",饮食宜清淡、规律,营养搭配均衡,亦可选用具有和胃化湿功效如藿香、紫苏叶,疏风清热作用如金银花、菊花,健脾补肺作用如山药、莲子、芡实等制作药膳。③规律作息,做到每天定时安卧,定时起床,按规定的时间段工作,按时吃饭,每天安排规律的娱乐放松活动,每过一段时间安排休假等,有助于身心健康,顾护正气。④适当锻炼,以呼吸频率稍微加快,运动后微微汗出为宜。⑤中药预防方,可选用具有扶正、透邪功效的中药,如桑叶、苍术、菊花、金银花、生黄芪、生甘草等泡水饮用。

"避毒气"的方法:既包含前文描述的日常科学防护,如戴口罩、勤洗手等,也可选择使用含有苍术、藿香等辟秽化浊功效药物制作的熏香、香囊等。

图书在版编目（CIP）数据

新冠病毒感染防治百问百答 / 中华预防医学会，中国健康教育中心编著 . —北京：人民卫生出版社，2022.12

ISBN 978-7-117-34346-6

Ⅰ. ①新… Ⅱ. ①中… ②中… Ⅲ. ①新型冠状病毒肺炎 – 防治 – 问题解答 Ⅳ. ①R512.93-44

中国版本图书馆 CIP 数据核字（2022）第 248204 号

| 人卫智网 | www.ipmph.com | 医学教育、学术、考试、健康，购书智慧智能综合服务平台 |
| 人卫官网 | www.pmph.com | 人卫官方资讯发布平台 |

新冠病毒感染防治百问百答

Xinguan Bingdu Ganran Fangzhi Baiwen Baida

编　　著：中华预防医学会　中国健康教育中心
出版发行：人民卫生出版社（中继线 010-59780011）
地　　址：北京市朝阳区潘家园南里 19 号
邮　　编：100021
E - mail：pmph @ pmph.com
购书热线：010-59787592　010-59787584　010-65264830
印　　刷：北京顶佳世纪印刷有限公司
经　　销：新华书店
开　　本：889 × 1194　1/32　印张：3.75
字　　数：61 千字
版　　次：2022 年 12 月第 1 版
印　　次：2022 年 12 月第 1 次印刷
标准书号：ISBN 978-7-117-34346-6
定　　价：25.00 元

打击盗版举报电话：010-59787491　E-mail：WQ @ pmph.com
质量问题联系电话：010-59787234　E-mail：zhiliang @ pmph.com
数字融合服务电话：4001118166　E-mail：zengzhi @ pmph.com